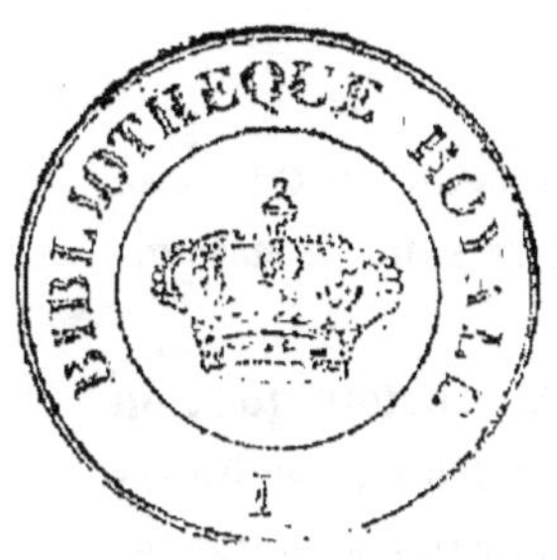

RECHERCHES

SUR LES

NÉVRALGIES ET LEUR TRAITEMENT,

Par le Dr E. HERMEL.

CONSIDÉRATIONS PRÉLIMINAIRES.

Avant d'entrer en matière, il est nécessaire de poser les bases de notre travail, pour indiquer les points sur lesquels nous voulons fixer l'attention.

Depuis que les névralgies ont été nettement distinguées des autres maladies douloureuses, on a pu les classer. Celles que l'on a admises sont :

Les névralgies des rameaux du nerf trifacial;
— des nerfs sous-occipitaux ;
— des rameaux du plexus brachial;
— des nerfs intercostaux;
— des nerfs du plexus lombaire et lombo-sacré;
— des nerfs sciatiques;
— des nerfs cruraux;
— des nerfs péronniers;
— des nerfs plantaires.

A ces névralgies, classées d'après une donnée anatomique, il faut ajouter une autre espèce, dont le caractère principal, c'est-à-dire, la mobilité du siége qu'elles affectent, est opposé au caractère de toutes celles qui précèdent : ce sont les *névralgies erratiques.*

Après s'être occupé de déterminer leur siége anatomique, on a essayé différents agents thérapeutiques pour les traiter indistinctement. Mais ce traitement spécifique applicable à toutes les névralgies est encore à trouver. Chaque jour on voit le moyen qui avait réussi la veille échouer le lendemain, ce qui convient à ce sujet être repoussé par un autre sujet; de sorte que la précision anatomique est loin d'avoir porté les fruits que certains médecins croyaient en devoir attendre.

A cet empirisme, nous avons substitué la médecine des indications ; c'est le résultat de cette nouvelle étude que nous présentons aujourd'hui, que nous pouvons l'appuyer d'un grand nombre d'observations.

Toutefois, notre intention, quant à présent, n'est pas de faire l'histoire générale de ces maladies, ni l'histoire de chacune d'elles en particulier, mais d'établir les indications auxquelles on doit déférer dans leur traitement. Ce travail est donc tout médical et essentiellement pratique.

Les indications que nous établirons se déduisent de leurs causes, de leurs symptômes, de leur marche. Pour procéder dans l'exposition de nos recherches, nous avons groupé les cas analogues, mis en regard les indications et les moyens thérapeutiques. Le lecteur, de cette manière, assistera pour ainsi dire à l'œuvre clinique elle-même. Plus tard, nous poserons d'une manière générale les bases du traitement de ces maladies, d'après les distinctions que nous aurons établies et justifiées par les observations particulières.

Les doutes que l'on a manifestés, l'incertitude qui règne encore sur l'efficacité de l'électro-puncture, nous ont décidé à donner de prime-abord le groupe d'observations où l'emploi de cet agent a été couronné de succès.

NÉVRALGIES TRAITÉES PAR L'ÉLECTRO-PUNCTURE.

OBSERVATION PREMIÈRE.

Névralgie traumatique du nerf lombo-sacré et du nerf petit sciatique, datant de cinq mois, guérie par huit applications de l'électro-puncture.

Le 9 mars 1842, le nommé Quevanne, journalier, âgé de quarante-quatre ans, est entré à l'Hôtel-Dieu, salle Sainte-Madeleine, et couché au 14 *bis*.

Il nous raconta, qu'il y a cinq mois, chargeant un sac de blé sur son dos, il sentit un craquement très douloureux aux lombes du côté gauche; son sac lui échappa, et depuis ce temps il n'a pu travailler. Il éprouve continuellement une douleur fixe vers le tiers postérieur de la crête de l'os iliaque; de temps en temps, mais surtout la nuit, il se plaint d'élancements violents, partant d'un peu plus haut que le lieu déjà indiqué, s'étendant à la fesse, dans la partie postérieure de la cuisse; à la partie supérieure du creux poplité, le trajet de cette douleur devient plus externe, se dirige vers la tête du péroné et se termine à la malléole externe.

Interrogé pour savoir s'il avait eu des douleurs semblables, il nous répond: « qu'il y a vingt-deux ans, le même accident lui arriva en portant un sac de pommes de terre avec lequel il tomba à plat ventre dans un escalier; qu'après être resté deux ans sans travailler, il était entré à l'hôpital Saint-Louis, où il avait pris des bains de vapeurs simples et aromatiques qui l'avaient soulagé beaucoup; mais que ne pouvant marcher encore, on lui avait appliqué des moxas à la suite desquels il avait pu reprendre son travail après quinze jours. Il était resté deux mois à Saint-Louis. »

Cette fois, il essaya pendant deux mois d'un repos absolu; voyant qu'il ne guérissait pas, il entra à l'hospice de Meulan. Là, sur le récit de son premier accident, et de la manière dont il avait été guéri, on appliqua des moxas qui ne le soulagèrent même pas. Ce fut quinze jours après qu'il vint à Paris et nous arriva.

Nous cherchâmes à vérifier le siége et à reconnaître la nature des douleurs accusées par le malade. Nous trouvâmes qu'en appuyant avec le doigt sur les points très circonscrits indiqués, on déterminait une douleur qui retentissait plus loin que le point de la pression, et toujours dans la direction d'un nerf : ainsi, en comprimant au-dessus de la crête de l'os iliaque du côté gauche dans le point correspondant au plexus lombo-sacré, on excitait une douleur vive, ainsi qu'au-dessous, dans la fosse iliaque externe, dans le muscle fessier, au point d'émergence du petit nerf sciatique et dans tout son trajet principal : les petits rameaux n'ont point paru douloureux. Les élancements qu'il ressentait surtout la nuit étaient si violents que sa jambe se fléchissait tout-à-coup convulsivement. Il était couché sur le côté droit, les reins courbés en avant, n'osant quitter sa position dans la crainte de provoquer ses douleurs.

D'après ce qui précède, nous pûmes reconnaître une névralgie d'un rameau du nerf lombo-sacré et du nerf petit sciatique, névralgie par cause traumatique qui avait forcé le malade de s'aliter. Sa santé du reste n'était point altérée.

Première application. — Le lendemain du jour où nous avions pris cette observation, le 11 mars, on résolut d'employer l'électro-puncture. Une aiguille fut placée au niveau du tiers externe et postérieur de la crête de l'os iliaque gauche sur un des points douloureux, et une autre un peu au-dessus de la malléole externe en avant du péroné. L'aiguille supérieure fut mise en communication avec le pôle positif d'une pile à auge dont les couples avaient 0,09 centimètre carré; l'autre conducteur fut fixé à l'aiguille inférieure. La pile fonctionnant par l'action d'une eau fortement acidulée, il supporta graduellement les secousses de vingt couples pendant dix minutes. Une transpiration générale, plus abondante au membre galvanisé, s'établit;

aussitôt après le malade put fléchir et étendre la jambe avec beaucoup moins de douleurs.

Le lendemain 12, il se plaignit d'avoir eu les mêmes élancements pendant la nuit; il était couvert d'une sueur abondante. On ne le galvanisa point non plus que le 13.

Deuxième application. — Le 14, il dit n'avoir éprouvé aucun soulagement; il a encore ressenti des élancements très vifs pendant les deux nuits précédentes. Cependant il peut se mouvoir avec facilité dans son lit, et il avoue qu'il pourrait se coucher sur le côté gauche, si les escarres des moxas qui sont tombées ne rendaient point ce lieu douloureux. Il a pu se lever et marcher dans la salle.

Il fut galvanisé de la même manière pendant vingt minutes, et la sueur arriva comme la première fois.

Le 15, il se trouva soulagé; il n'avait pas eu d'élancements aussi forts ni aussi fréquents. Il s'était levé dans la journée de la veille, mais il se tenait toujours courbé en avant.

Troisième application. — Le 16, il éprouvait encore de l'amélioration; les élancements pendant la nuit avaient été aussi fréquents, mais moins douloureux. Il pouvait se dresser sur ses reins et boitait peu en marchant. Il fut galvanisé de nouveau pendant dix minutes, ce qui le fit transpirer comme les autres fois.

Quatrième application. — Le 18, l'amélioration continuait; il fut galvanisé et en ressentit les mêmes effets.

Le 19 et le 20, on le laissa reposer.

Cinquième application. — Le 21, des douleurs vives et lancinantes avaient reparu; mais elles se limitaient au tiers externe de la fosse iliaque externe. Il fut galvanisé pendant dix minutes, en plaçant les aiguilles dans l'étendue de la douleur, et aussitôt il se trouva soulagé au point de pouvoir cambrer ses reins.

Les 22, 23 et 24, l'amélioration avait continué; cependant on fit les sixième, septième et huitième applications de l'électro-puncture de la même manière que la cinquième fois, pour éviter la recrudescence des douleurs qui avait eu lieu après un repos de trois jours.

Le 25, il se leva en notre présence, s'habilla avec un adresse et une promptitude remarquables; pour ne pas poser les pieds nus sur le carreau, il monta vigoureusement debout sur son lit, en descendit rapidement quand il fut habillé, et marcha aussi droit et aussi vite qu'il est possible.

A dater de ce moment, il simula quelques douleurs pour rester à l'hôpital; mais il précisait si mal leur siége, leur nature, et le moment où elles le faisaient souffrir, que la fraude était facile à reconnaître (1). D'ailleurs les renseignements fournis par la mère de la salle et ses voisins le contredisaient ouvertement. On le garda jusqu'au 31 mars, jour où il sortit parfaitement guéri, de son aveu.

Nous devons remarquer dans cette observation, 1° la parfaite limitation des douleurs sur des trajets nerveux, et leur retentissement suivant ces trajets; 2° l'indépendance de cette névralgie de toute autre affection; 3° la cause traumatique qui l'a produite; 4° l'insuffisance des moxas qui avaient réussi une première fois; 5° l'amélioration rapide du malade par l'électro-puncture; la recrudescence des douleurs lorsqu'on abandonna ce moyen, pendant trois jours, avant que le rétablissement fût complet; enfin la guérison déterminée par la persévérance dans l'application de ce moyen, pendant trois jours consécutifs, malgré la cessation des douleurs.

Il eut en tout huit applications de l'électro-puncture, et sortit sept jours après sans avoir éprouvé de rechute.

---

(1) Lorsque les malades séjournent un certain temps à l'hôpital, on leur accorde un secours à leur sortie; c'est pourquoi ils cherchent quelquefois à gagner ce temps.

OBSERVATION DEUXIÈME.

Névralgie du nerf péronier du côté droit, datant de quinze jour ; douleurs continues, redoublement la nuit, mouvements convulsifs; traitement pendant huit jours par les vésicatoires, soulagement, mais impossibilité de marcher sans bâton ; première application de l'électro-puncture, plus de douleurs pendant la nuit, amélioration sensible des mouvements; deuxième application, nouvelle amélioration ; troisième, fatigue du membre, douleur aux piqûres; six jours après, un petit bouton suppurant s'était développé sur l'une d'elles et guérit promptement. Le vingt et unième jour, il sortit ne boitant plus après trois applications de l'électro-puncture.

Le 30 avril 1842, est entré à la salle Sainte-Madeleine, n° 15, de l'Hôtel-Dieu, le nommé Hurez, âgé de cinquante-six ans, cordier.

Il y a quinze jours environ, pendant qu'il travaillait étant debout, comme son état l'exige, il sentit à la partie externe du genou une douleur qui s'étendait jusqu'à la malléole externe du côté gauche. Quoique souffrant beaucoup, il continua son travail; sa jambe fléchissait sous lui, les douleurs n'étaient point lancinantes. Le soir, il eut de la peine à gagner sa demeure; quand il fut couché, il éprouva de vifs élancements qui le réveillaient lorsqu'il s'endormait et causaient un soubresaut de la jambe. Le lendemain il ne fut point en état de reprendre son ouvrage. Il vit un médecin qui lui conseilla des frictions avec une huile qu'il ne connaît pas; il n'en fut point soulagé.

Lorsqu'il vint à l'hôpital, il était à pied s'aidant d'un bâton et marchant avec une extrême difficulté.

En examinant le trajet des douleurs accusées par le malade, nous trouvâmes qu'elles se développaient à la partie postérieure et inférieure externe de la cuisse, à la seule pression du doigt; qu'elles retentissaient à la tête du péroné et jusqu'à la malléole externe Il ne se plaignait d'aucune autre chose. On diagnostiqua une névralgie du nerf péronier, et on résolut de la traiter par les vésicatoires

Le 1er *mai*, on appliqua à la tête du péroné un vésicatoire un peu plus large qu'une pièce de cinq francs et un autre au-dessus de la malléole externe. On les entretint pendant huit jours, et il en fut soulagé; mais il ne pouvait marcher sans bâton. La même douleur existait à la pression du doigt, dans la même étendue. Alors on changea le mode de traitement, on le soumit à l'électro-puncture. Deux aiguilles furent placées aux deux extrémités du siége de la douleur, et il supporta le courant et les secousses de dix couples de la pile pendant dix minutes. Il n'arriva point de transpiration, ni locale ni générale.

Le lendemain 10 mai, il se trouvait très soulagé; il n'avait point eu d'élancement pendant la nuit; il trouvait sa jambe plus libre; mais quand il avait marché, il souffrait encore. On le galvanisa de nouveau; un peu de moiteur parut dans le lieu affecté.

Le 11, il y avait une nouvelle amélioration. La pile étant moins chargée, il put supporter les secousses de trente couples; il ne vint aucune transpiration.

Le 12, les piqûres étaient sensibles, la jambe fatiguée des secousses de la veille; on le laissa reposer ainsi que le lendemain.

Le 14, les piqûres avaient déterminé un léger gonflement érythémateux; il avait gardé le lit, bien qu'il n'éprouvât plus d'élancements douloureux. On mit des cataplasmes de farine de lin sur les piqûres des aiguilles.

Le 16, il n'y avait plus autour des piqûres qu'une auréole rouge; les douleurs n'avaient point reparu.

Le 18, Un petit bouton purulent s'était formé à la place occupée par une aiguille: il suppura.

Le 21, la petite suppuration était tarie; le malade n'éprouvait plus de douleur à la pression ni par le mouvement ni par la marche; les élancements avaient disparu. Il sortit guéri le vingt et unième jour de son entrée.

Remarques : 1° Limites précises de la névralgie; 2° insuffisance des vésicatoires entretenus; 3° amélioration par l'électro-puncture; 4° développement d'un petit bouton suppurant à l'une des aiguilles placées sur un des vésicatoires. Cette observation se rapproche de la première par l'insuffisance dans ces deux cas des dérivatifs cutanés, et par l'analogie de la cause de la névralgie; suite d'un effort dans la première, suite de fatigue dans la seconde.

OBSERVATION TROISIÈME.

Névralgie sciatique datant de quatre mois, traitée inutilement par les frictions avec le baume opodeldoch et l'essence de térébenthine, puis par les vésicatoires entretenus; guérie enfin par une seule application de l'électro-puncture.

Le 30 août 1842, le nommé Penot, François, maçon, vint consulter à l'Hôtel-Dieu. Depuis quatre mois il souffrait à la jambe et à la cuisse gauche (il nous indique le trajet du nerf sciatique comme le siége de ses douleurs). D'abord il avait éprouvé une chaleur brûlante, puis des picotements et de la douleur; les mouvements étaient devenus pénibles; enfin, il éprouva des élancements violents, s'étendant depuis la partie supérieure et postérieure de la cuisse jusqu'aux muscles jumeaux. Ces douleurs avaient des paroxysmes irréguliers et des rémissions En général, il souffrait davantage le matin en se levant; il avait la jambe raide, dit-il, et ne pouvait marcher que quand elle était échauffée. Il attribue la cause de sa maladie à la fatigue.

En ville, il fut purgé; puis on lui fit faire des frictions avec parties égales de baume opodeldoch et d'essence de térébenthine. Loin d'être soulagé, la douleur s'exaspéra. Plus tard on lui appliqua un vésicatoire sur un des points douloureux; il l'entretint quelque temps, sans obtenir aucune amélioration. Enfin, les exacerbations devenant plus fréquentes, plus violentes, il ne put marcher qu'à grand'peine en s'aidant d'un bâton. Ce fut ainsi qu'il arriva. En l'examinant, nous reconnûmes que la pression du doigt développait une douleur vive dans tous les points du nerf sciatique, d'autant plus facilement que l'on comprimait les points les plus superficiels depuis son origine jusqu'à la partie inférieure des muscles jumeaux.

Il fut soumis à l'électro-puncture; pendant quinze minutes il supporta les secousses de quinze couples. Une sueur abondante couvrit tout le corps ; elle était froide et visqueuse au membre galvanisé.

Aussitôt après il se trouva soulagé; lorsqu'il eut repris ses habits il éprouva un bien-être tel, qu'il mit son bâton sur ses épaules et s'en alla en sautant les escaliers, promettant de revevir si les douleurs reparaissaient. Nous ne l'avons plus revu, ce qui nous donne lieu de penser qu'il n'a pas eu de rechute.

Remarquons ici : 1° la parfaite limitation des douleurs au nerf sciatique et leurs exacerbations irrégulières ; 2° l'indépendance de la névralgie de toute autre affection ; 3° l'inutilité, pour ne pas dire le fâcheux effet des purgatifs, des frictions toniques et irritantes, des vésicatoires; 4° l'efficacité, la promptitude de l'électro-puncture, employée avec beaucoup de modération à cause de la sensibilité du malade.

Cette observation se rapproche encore des deux précédentes par l'insuffisance des dérivatifs internes et externes, par la cause qui a produit la névralgie, la fatigue.

OBSERVATION QUATRIÈME.

Névralgie sciatique datant de six mois, guérie par une application de l'électro-puncture.

Le octobre 1841, est entrée, salle Saint-Joseph, n° 7, de l'Hôtel-Dieu, une femme âgée de soixante-dix ans (j'ai perdu son nom et la date précise de son entrée).

Elle souffrait depuis six mois de douleurs très vives dans le trajet du nerf sciatique gauche; ces douleurs se sont tellement exaspérées dans les trois derniers mois, qu'elle a été obligée de cesser ses occupations; elle ne quittait son lit que pour faire quelques pas dans sa chambre.

Après l'avoir examinée pendant quelques jours, nous reconnûmes une névralgie sciatique, caractérisée par une douleur exaspérée par la pression du doigt, retentissant au-delà du point comprimé, s'étendant depuis l'échancrure sciatique jusqu'au talon, limitée exactement au trajet du nerf sciatique. Quand elle était au lit, les douleurs étaient pongitives, continues; debout, elles devenaient lancinantes et plus violentes en marchant. Elle avait aussi des hémorroïdes dont elle souffrait; mais sa santé n'était point autrement altérée, et nous ne pûmes trouver aucune relation entre cette habitude hémorroïdaire et la névralgie.

Plusieurs jours après son entrée, et sans lui avoir fait subir aucun traitement, on la soumit à l'électro-puncture. La première application lui fut pratiquée le 2 novembre 1841. Elle supporta impatiemment pendant dix minutes les secousses de trente couples faiblement chargés : une sueur visqueuse s'établit au membre galvanisé. Aussitôt après, elle put mouvoir la jambe sans éprouver de douleurs. Le lendemain 3, elle n'avait point souffert de nouveau, la pression du doigt n'était plus douloureuse; on la fit lever, malgré ses craintes, et elle put marcher sans boiter et sans souffrir.

On garda cette malade jusqu'au 6 novembre, c'est-à-dire quatre jours après l'application de l'électro-puncture; les douleurs ne reparurent point.

Nous avons à remarquer, 1° la parfaite limitation des douleurs au nerf sciatique; 2° l'indépendance de la névralgie de la seule incommodité qui l'affectait, les hémorroïdes; 3° la spontanéité de son développement ; 4° l'efficacité prompte et incontestable de l'électro-puncture.

OBSERVATION CINQUIÈME.

Névralgie du plexus lombaire et de quelques uns de ses rameaux, datant d'un mois, traitée comme une maladie des reins par les sangsues et les ventouses scarifiées; améliorations ; réapparition de douleurs aussi violentes après huit jours; guérison sans rechute pendant l'espace de huit jours, après deux applications de l'électro-puncture.

Le 17 mars 1842, est entré, salle Sainte-Madeleine, n° 13, de l'Hôtel-Dieu, le nommé Louis Chauvin, âgé de trente-trois ans, bourrelier.

Un mois avant son entrée, il éprouva quelques douleurs lancinantes aux lombes, sans qu'il puisse les attribuer à aucun effort, à aucun changement de position. Il prit un bain de vapeur, et la nuit suivante il fut réveillé par les mêmes douleurs qui occupaient la largeur des lombes. Le lendemain, il lui fut impossible de se lever, de mettre pied à terre, de se tenir sur son séant; le mouvement seul des jambes provoquait les douleurs.

Il y a huit ans, il éprouva des douleurs semblables, et ne se rappelle pas comment il fut guéri. Quatre années plus tard environ il en fut atteint de nouveau, et guérit par l'application des ventouses scarifiées.

Forcé de cesser son travail, il entra à la Charité, où l'on regarda sa maladie comme une affection des reins, parce qu'il éprouvait de la gêne en urinant. A ce propos, il nous dit qu'il avait un rétrécissement depuis l'âge de quatorze ans, venu à la suite d'une blennorrhagie, dont il lui est resté un léger écoulement chronique que nous reconnûmes. Le lendemain de son entrée à la Charité, on lui appliqua dix ventouses scarifiées aux lombes; il n'en fut point soulagé; il prit un bain et on lui fit encore deux applications de ventouses. Ce traitement le soulagea, mais il ne fut point guéri, après être resté quinze jours à la Charité.

Huit jours après être sorti de cet hôpital, les mêmes douleurs reparurent avec autant d'acuité que la première fois, et siégeant surtout aux lombes du côté droit, traversant la fosse iliaque et arrivant un peu en dedans de l'épine antérieure et supérieure de l'os iliaque. Il éprouvait aussi quelques douleurs moins fortes dans les lombes du côté gauche et même dans le nerf sciatique de ce côté. Il ne pouvait se dresser sur son séant, ni se courber en avant, ni mouvoir ses jambes sans provoquer de vives douleurs aux lombes. Souvent il avait de violents élancements qui lui faisaient faire le saut de carpe, dit-il. Ce fut là ce que nous constatâmes en l'examinant.

Le 18, on le soumit à l'électro-puncture. Une aiguille fut placée au niveau de la gouttière lombaire du côté droit, et l'autre un peu en dedans de l'épine iliaque antérieure et supérieure ; il supporta pendant douze minutes les secousses de vingt couples, et se trouva soulagé.

Le 19, il n'avait ressenti que quelques faibles élancements ; il pouvait, sans douleurs, se dresser sur son séant et mouvoir ses jambes.

Le 20, l'amélioration avait persisté.

Le 21, la douleur qui des lombes du côté droit se dirigeait à l'arcade crurale, avait complétement disparu ; il pouvait se lever, marcher et atteindre aux pieds de son lit sans douleurs. Cependant il sentait encore de temps en temps des élancements qui lui semblaient passer d'un côté des lombes à l'autre, partant tantôt de droite, tantôt de gauche. Pour parfaire et confirmer l'amélioration, on le soumit de nouveau à l'électro-puncture. Une aiguille fut placée de chaque côté des lombes et il supporta pendant dix minutes les secousses de trente couples fortement chargés.

Depuis ce jour jusqu'au 29 qu'il sortit, il fut parfaitement guéri, se trouvant, selon son dire, souple comme un lévrier.

Remarquons : 1° la limitation primitive et persistante des douleurs au plexus lombaire; 2° la périodicité qui est un des caractères des maladies nerveuses ; 3° l'insuffisance des ventouses scarifiées et des bains ; 4° l'efficacité de l'électro-puncture.

OBSERVATION SIXIÈME.

Névralgie sciatique double, paralytique, datant de cinq semaines ; douleurs nocturnes, engourdissements ; première application de l'électro-puncture, cessation des douleurs, incontinence d'urine pendant le sommeil ; deux jours après deuxième application, cessation de l'engourdissement, fatigue, encore de l'incontinence d'urine ; repos de huit jours, pendant lesquels la mixtion involontaire arrive souvent ; troisième et quatrième application, cessation des douleurs, de l'engourdissement et de l'incontinence ; nouveau repos de six jours, pendant lesquels la guérison se confirme ; et sortie du malade le vingt-deuxième jour de son entrée.

Le 21 janvier 1842, est entré à l'Hôtel-Dieu, salle Sainte-

Madeleine, n° 12, le nommé Mémoret, garçon boucher à Nogent-sur-Seine.

Il y a cinq semaines, il fut réveillé en sursaut pendant la nuit par des élancements très vifs qu'il ressentait vers le genou droit et qui s'étendaient jusqu'aux orteils; ces élancements duraient quelques minutes, se passaient et revenaient à des intervalles indéterminés. Quelquefois il était deux ou trois nuits sans souffrir, il éprouvait quelques élancements dans la journée. Quinze jours après l'invasion de ces douleurs, la jambe gauche en fut affectée de la même manière.

Depuis trois mois il urinait souvent et très peu chaque fois; il éprouvait des picotements au périnée; souvent, pendant son sommeil, il laissait échapper ses urines sans s'en apercevoir.

Les douleurs ont augmenté depuis leur invasion, il a fait inutilement des frictions avec l'eau-de-vie camphrée, le repos ne l'a point soulagé. Le matin du jour de son entrée, il trembla sur ses jambes et tomba; en arrivant il fit une seconde chute. Tels furent les renseignements qu'il nous donna; nous ne trouvâmes aucune autre circonstance à noter.

Quand nous l'examinâmes, nous reconnûmes une douleur exaspérée par la pression du doigt, s'étendant depuis l'origine du nerf sciatique droit, au bord externe du genou, à la tête du péroné, entre cet os et le tibia, à la malléole externe et à la face externe du pied, c'est-à-dire dans tout le trajet descendant du nerf petit sciatique.

Du côté gauche, le même rameau nerveux était affecté, mais seulement à la jambe et au pied.

Le 24 janvier il fut soumis à l'électro-puncture; une aiguille fut placée aux lombes et une autre à chaque jambe dans le trajet des douleurs.

Le 25, il n'avait point souffert la nuit; il avait uriné trois fois involontairement.

Le 26, il n'éprouvait qu'un peu d'engourdissement aux pieds et à la partie inférieure des jambes; pas d'incontinence. Seconde application, de la même manière que la première fois.

Le 27, il se trouvait fatigué par le galvanisme; il n'avait plus de douleurs et n'éprouvait d'engourdissement qu'aux doigts de pied; mais il avait eu de l'incontinence d'urine et avait moins bien marché.

Le 28, même état; encore de l'incontinence d'urine, toujours pendant le sommeil.

Le 29, il fut réveillé par le besoin d'uriner; la fatigue causée par l'électro-puncture était dissipée; son état était très amélioré sous tous les rapports. On l'abandonne à lui-même jusqu'au 4 février.

Le 5 de ce mois, il se plaint seulement d'avoir uriné très abondamment la nuit précédente sans en avoir ressenti le besoin. Alors on lui appliqua deux jours de suite l'électro-puncture, en faisant traverser le courant des lombes à la vessie.

A dater de cette époque jusqu'au 12 du même mois, jour de sa sortie, l'incontinence d'urine ne reparut plus, les douleurs étaient passées, il n'accusait qu'un léger engourdissement dans le bord externe du pied droit. Cependant il marchait très longtemps sans douleur, sans fatigue, sans claudication, même sans traîner la jambe, comme il lui arrivait dans les premiers jours de l'amélioration.

Nous avons à remarquer ici : 1° la limitation parfaite des douleurs à un siége primitif et leur extension à plusieurs rameaux du même plexus, savoir : à droite, le nerf petit sciatique et poplité externe, à gauche le poplité externe seul; 2° un commencement de paralysie de la vessie liée aux névralgies et les ayant précédées; 3° les engourdissements des parties affectées; 4° persistance de l'incontinence d'urine, tant qu'on n'a agi que contre les névralgies; 5° cessation des névralgies et de la faiblesse des membres par l'électro-puncture et cessation de l'incontinence d'urine par le même agent employé quatre fois en tout.

Cette observation, sous le rapport de la pluralité des nerfs affectés et du siége des douleurs, présente des analogies avec la précédente. Comme celle que Chaussier a nommée *ilio-scrotale*, elle existait sur des rameaux prenant leur origine au plexus lombaire.

OBSERVATION SEPTIÈME.

Névralgie sciatique double, paralytique, datant d'un mois; première application de l'électro-puncture le 10 septembre; sueurs locales; diminution des douleurs, récupération du mouvement; 11 septembre deuxième application, grands progrès; le 12 suspension de l'électro-puncture jusqu'au 29, remplacée par un purgatif salin et des bains de vapeurs; amélioration progressive, le malade peut marcher en s'aidant d'un bâton; le 28, réapparition des douleurs d'un côté; le 29, troisième application de l'électro-puncture, cessation complète et définitive des douleurs; le 8 octobre, après trois applications de l'électro-puncture aidée de bains de vapeur, le malade sort guéri.

Le 9 septembre 1841, le nommé Louis Picard, âgé de cinquante-cinq ans, homme de peine, servant les forgerons mécaniciens, entra à la salle Sainte-Madeleine, n° 36.

Il y a un mois, sans en connaître la cause, il ressentit un froid aux pieds, puis de l'engourdissement qui gagna les jambes; plus tard, une douleur très vive dans le trajet des deux nerfs sciatiques, suivie d'un tel engourdissement dans les deux cuisses et les deux jambes, qu'il perdit le mouvement des deux membres.

Quand nous l'examinâmes, il lui était impossible de mouvoir les membres pelviens, chargés seulement de la couverture. Il éprouvait une douleur vive, continue, exaspérée par la pression du doigt et retentissante, siégeant depuis l'échancrure sciatique jusqu'aux pieds dans tout le trajet du nerf de ce nom; les pieds étaient continuellement froids; il accusait une insomnie presque complète.

Le 10 septembre on fit une première application de l'électro-puncture; une sueur locale s'établit aux deux membres traversés par le courant; à l'instant les douleurs se calmèrent; il put agir de ses membres et dormit bien la nuit suivante.

Le 11, on recommença la même application de la même

manière ; la même sueur parut et un nouveau progrès se manifesta.

Le 12, on lui donna de l'eau de Sedlitz ; l'amélioration continuait, et, le 14, il marchait dans la salle avec des béquilles.

Du 13 au 29 du même mois, on n'appliqua point l'électro-puncture pour souscrire à son désir de se soustraire à la douleur momentanée qu'elle produit ; on lui donna des bains de vapeurs tous les deux jours. Alors il arriva à marcher sans béquilles en s'aidant seulement d'un bâton.

Le 28, la douleur avait reparu depuis la veille dans la cuisse droite et avait duré quatre heures ; on fit une troisième application de l'électro-puncture qui dissipa définitivement la douleur.

Le 6 octobre suivant, il sortit, éprouvant encore quelques engourdissements dans les pieds, surtout à droite en marchant ; mais n'ayant plus de douleurs, il voulut partir, en promettant de revenir s'il avait une rechute. Nous ne l'avons pas revu.

Remarques : 1° engourdissement des parties affectées plus tard de douleurs névralgiques ; 2° pluralité des nerfs affectés, savoir, les deux nerfs sciatiques ; 3° la paraplégie ; 4° la récupération du mouvement après la première application de l'électro-puncture ; 5° la réapparition des douleurs pendant l'administration des bains de vapeurs et la suspension de l'électro-puncture pendant seize jours ; 6° la disparition définitive des douleurs par une nouvelle application ; enfin la sortie du malade, qui marchait librement et *sans soutien*, après huit jours de bien-être, ayant été galvanisé trois fois.

Sous le rapport de la pluralité des mêmes nerfs affectés, cette observation se place à côté de la précédente, et sous le rapport du symptôme de paralysie elle présente de l'analogie avec la dernière.

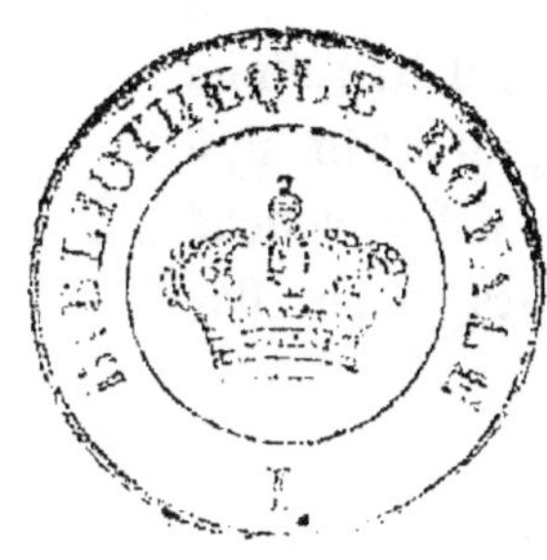

OBSERVATION HUITIÈME.

Névralgie sciatique consécutive à une méningite, datant de quinze jours; douleurs atroces; immobilité forcée du membre; le 30 novembre, première application de l'électro-puncture, cessation des douleurs spontanées; le lendemain, il a pu s'asseoir et exécuter quelques mouvements: deuxième application pendant dix minutes, disparition presque complète des douleurs, station encore impossible; troisième application, le malade a pu se tenir debout et marcher sans appui. Deux jours plus tard, les douleurs n'ayant point reparu, il sortit guéri après trois applications de l'électro-puncture.

Le nommé Charles Lalouette, âgé de vingt-sept ans, est entré à l'Hôtel-Dieu, salle Sainte-Madeleine, n° 5, le 29 novembre 1841.

Bûcheron anciennement, il était venu à Paris le 4 août précédent pour être surveillant dans une carrière de pierres. Là, il fut exposé à un froid humide presque constant, au commencement de novembre. Tout-à-coup, après avoir mangé, il fut pris d'un malaise général; il vomit ses aliments mêlés de bile; le soir il but de l'eau rougie sucrée chaude. Le lendemain, il ne fut pas en état de reprendre son travail et voulut retourner chez lui à Villers-Adam. En arrivant il se coucha; sans avoir éprouvé mal à la tête, nous dit-il, il eut du délire, de l'agitation; il cherchait toujours à se sauver, sans savoir où ni pourquoi. Le lendemain, il eut de la diarrhée; le surlendemain, son état n'étant point amélioré, on appela un médecin qui le saigna; il n'avait pas encore recouvré sa raison; le quatrième jour, on le saigna de nouveau: la diarrhée s'arrêta, le délire cessa. Le lendemain de cette seconde saignée, il sentit une douleur violente au nerf sciatique du côté gauche, depuis son origine jusqu'au pli du jarret: tout le membre était engourdi; cependant, de temps à autre, il éprouvait dans cette partie des élancements douloureux qu'il compare à des coups de couteau; le plus léger mouvement rendait ces douleurs intolérables.

Le 30 novembre, lorsque nous l'examinâmes, il était d'une maigreur et d'une faiblesse remarquables, ce qu'il attribuait à sa maladie et à une diète absolue de quinze jours. Il était couché sur le côté droit, le dos courbé, les cuisses et les jambes fléchies, n'accusant qu'une douleur extrême à l'ischion, se propageant jusqu'au jarret. L'attouchement le plus léger au point supérieur provoquait de la douleur dans toute la cuisse, mais surtout sur le trajet des nerfs sciatique et crural; aussi il était dans l'anxiété la plus vive, par la crainte qu'on ne le fît remuer de quelque manière que ce fût. On lui prescrivit une potion calmante, du bouillon, de la soupe et l'application de l'électro-puncture.

Il eut beaucoup de peine à supporter pendant quatre minutes les secousses de trente couples faiblement chargés. Une aiguille avait été placée à l'origine du nerf sciatique et l'autre au tiers inférieur du nerf crural.

Le lendemain, 1er décembre, il avait parfaitement dormi toute la nuit, n'avait plus ressenti les douleurs qu'il comparait à des coups de couteau. Il a pu se lever et se tenir assis le temps que l'on fit son lit, quoique souffrant encore beaucoup; il éprouve moins de douleurs à exécuter quelques mouvements, la pression était moins sensible. On pratiqua une deuxième application du même agent; l'aiguille inférieure fut placée au-dessous du jarret; il supporta pendant dix minutes les secousses de trente couples.

Le 2, il avait fait de grands progrès: ainsi il pouvait donner des coups de pied dans ses couvertures; mais la station lui était encore impossible, car la jambe gauche participant à la faiblesse générale et la jambe droite étant encore un peu douloureuse quand il était debout, ces membres ne pouvaient le supporter. On lui fit une troisième application, qui le lendemain avait produit peu de résultat. On le laissa reposer le 3 novembre.

Le 4, il pouvait se tenir debout et marcher sans appui, quoiqu'avec beaucoup de peine encore.

Le 6, il marchait seul, mais il était encore d'une grande faiblesse que l'on jugea devoir se passer par une alimentation convenable. On lui accorda sa sortie.

Remarques : 1° invasion brusque et violente de la névralgie qui semble métastatique; 2° disparition des douleurs spontanées à la première application de l'électro-puncture; 3° persistance des douleurs provoquées par le mouvement et la pression; 4° cessation de ces douleurs et récupération du mouvement par la persistance dans l'emploi de l'électro-puncture appliquée trois fois.

RÉSUMÉ.

Nous pourrions augmenter le nombre de ces observations; mais celles-ci nous suffisent pour démontrer l'efficacité de l'électro-puncture dans certaines névralgies. Examinons les particularités qu'elles nous ont présentées; ces particularités devront servir à préciser l'indication et l'emploi de cet agent thérapeutique.

D'après les remarques que nous avons faites à la suite de chaque observation, on voit que nous nous sommes attaché à faire ressortir les principaux symptômes qu'elles ont présentés, et à les énumérer tous dans un même ordre. Par ce moyen, nous avons voulu rendre plus saillants les caractères communs qui existaient entre elles. Ces remarques nous ont servi à asseoir notre diagnostic, à déterminer les signes, à poser nos indications.

Ainsi dans ces névralgies, la douleur avait un siége facile à déterminer pour le malade lui-même; elle était exactement limitée par l'examen méthodique du médecin sur un ou plusieurs trajets nerveux.

Les douleurs n'ont varié que dans leur étendue; elles ne se sont point transportées d'un rameau nerveux sur un autre rameau. On a pu les voir disparaître en un lieu et persister dans l'autre; mais elles n'abandonnaient point les nerfs qu'elles avaient envahi primitivement, pour apparaître où elles ne s'étaient point montrées. Depuis le début de la névralgie jusqu'à la fin, elle était limitée au même tronc ou aux mêmes rameaux qu'elle avait affectés tout d'abord. Nous insistons sur la parfaite limitation des douleurs, sur la fixité de leur siége, parce que ce sont pour nous les deux caractères principaux d'où nous tirons l'indication pour appliquer l'électro-puncture.

La marche de la maladie et la nature de la douleur ne nous ont servi, dans les observations précédentes, que pour concourir au diagnostic de la maladie, et non pour fournir des indications au traitement. En effet, que l'invasion ait été progressive ou brusque, que les douleurs aient été pongitives ou lancinantes, continues avec ou sans exacerbation, elles étaient fixes.

Une autre considération qui n'a pas moins d'importance pour les cas dont il s'agit ici, c'est que la santé des malades n'était point autrement altérée. Ces névralgies étaient indépendantes de toute autre maladie. Le sujet de la quatrième observation avait, il est vrai, des hémorroïdes; mais elles dataient de loin, et n'avaient été nullement modifiées par l'apparition de la névralgie; celle-ci n'avait point eu non plus d'influence sur les hémorroïdes. Ce sont donc des *névralgies essentielles* ou *idiopathiques*, que nous avons traitées avec succès par l'*électro-puncture*.

Maintenant, si nous passons en revue d'autres symptômes que nous avons notés, et si nous voulons apprécier leur valeur comme indications curatives, nous trouvons que cette valeur varie beaucoup; aucun n'en présente d'aussi générale que les indications que nous avons posées plus haut, d'après la fixité du siége et la nature de la maladie.

Nous avons vu quelques mouvements convulsifs arriver dans le moment des paroxysmes, mais non d'une manière suivie. La convulsion n'était point là un symptôme principal: c'était un épiphénomène.

Des engourdissements ont suivi l'invasion de la névralgie dans la sixième observation; ils l'ont précédée dans la septième: dans ces deux cas, une paralysie complète ou incomplète est survenue dans les parties affectées. A cause de cela, elles nous ont paru mériter l'épithète de *névralgie paralytique* que nous leur avons donnée. Dans la septième observation, la marche de la maladie est remarquable: refroidissement, engourdissement d'abord, ensuite douleur, puis paralysie. La marche vers la guérison s'est faite en sens inverse : cessation de la paralysie, retour des douleurs, sentiment de froid et d'engourdissement. On voit par là que cette paralysie ne tenait point à une affection de la moelle, qu'elle n'était qu'un symptôme de la névralgie essentielle; mais ce symptôme était un accident grave et persistant contre lequel il fallait agir. Or nous savons que l'électro-puncture est un puissant moyen pour rappeler l'énergie musculaire et l'influence nerveuse, qu'elle guérit la névralgie essentielle; nous trouvions donc tout à la fois le remède à la maladie, le remède à l'accident qu'elle avait déterminé, partant, une nouvelle indication précise pour l'employer. C'est pourquoi dans ces cas nous n'hésitons pas à le conseiller, malgré le retour des douleurs. En effet, ces douleurs, loin d'annoncer une complication, ne sont au contraire que l'indice de la marche rétrograde de la maladie et de son progrès vers la guérison.

CONCLUSIONS.

1° L'*électro-puncture* convient aux *névralgies idiopathiques* ou *essentielles*.

2° La violence des douleurs n'est point une contre-indication à l'emploi de cet agent thérapeutique; jamais sous son influence les douleurs ne se sont exaspérées.

3° La paralysie qui survient dans le cours des névralgies essentielles cède au même traitement.

Il est encore d'autres névralgies où l'on tire de grands avantages de l'électro-puncture, soit comme médication principale, soit comme médication accessoire : nous les ferons connaître ultérieurement.

Paris. — Impr. de BOURGOGNE et MARTINET, rue Jacob, 30.

www.ingramcontent.com/pod-product-compliance
Lightning Source LLC
LaVergne TN
LVHW052029160826
845678LV00003B/1247

9782329633091